I0000680

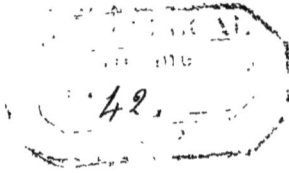

BAINS

DE

VAPEURS TÉRÉBENTHINÉES

CHEZ SOI

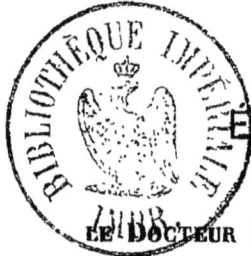

ÉTUDES

PAR

LE DOCTEUR **CHEVANDIER**, DE DIE,

Promoteur de cette médication,

Membre correspondant de la Société de Médecine et de Chirurgie pratiques
de Montpellier, de la Société impériale de Médecine de Lyon, de la Société des Sciences médicales
de la même ville, Membre de la Commission de Météorologie
du département de la Drôme.

3me ÉDITION.

VALENCE

IMPRIMERIE JULES CÉAS ET FILS

1866

ÉTUDES

SUR

L'EMPLOI DU BAIN DE VAPEURS TÉRÉBENTHINÉES

EN MÉDECINE

———◦○◇○◦———

Aujourd'hui que tout médecin peut faire profiter ses malades des bénéfices du bain de vapeurs térébenthinées, contrôler mes expériences, infirmer ou confirmer mes observations et trouver des applications pratiques nouvelles, il m'a paru nécessaire de condenser en une sorte de Manuel ce que l'on doit retenir de cette médication.

Toutefois, comme un exposé historique ne peut être déplacé ici, je m'empresse de laisser parler M Gibert, membre de l'Académie de médecine : d'abord, parce qu'on sait quelle rigueur il apporte aux faits que l'Académie soumet à son contrôle; ensuite, parce qu'il est heureux, pour le moyen thérapeutique que j'ai présenté aux médecins, de trouver un tel patronage.

RAPPORT *lu par* M. GIBERT, *à l'Académie de Médecine dans sa séance du 14 juin 1865, au nom de la Commission chargée de l'examen d'un Mémoire et d'un Appareil portatif du* Dr CHEVANDIER.

« Messieurs, une pratique populaire et purement empirique, due à l'exploitation d'une espèce de pin qui croît en abondance sur le mont Glandaz, des environs de Die, département de la Drôme, est devenue pour M. le docteur

Chevandier la base d'une médication spéciale dont nous avons à vous entretenir aujourd'hui.

Le four à poix. » Le four à poix où s'est d'abord exercée cette pratique avant que l'auteur ait commencé, il y a une quinzaine d'années, à lui donner une consécration scientifique, est un trou, oviforme, profond de deux mètres et large d'un mètre $0^m,80$. Il a une ouverture de 1 mètre, et est garni intérieurement d'une forte couche de terre glaise ou de pierres réfractaires. Il est entouré dans toute sa hauteur d'une couche de sable, large de 15 centimètres, destinée à emmagasiner la chaleur.

» Au fond sont deux ouvertures : l'une, pratiquée au centre, ayant 3 ou 4 centimètres de diamètre, est armée d'une longue cuiller en fer par laquelle la poix en fusion est conduite au dehors où elle est reçue dans un vase plein d'eau ; l'autre, ménagée sur le côté, est carrée; elle a 15 centimètres de côté; c'est par elle qu'on débarrasse le four de tous les détritus de la combustion. C'est par une tranchée ouverte qu'on arrive jusqu'à ces ouvertures.

» Ce four, chauffé comme un four de boulanger pendant trente-six heures, nettoyé avec soin et un peu refroidi, tel est le milieu destiné à recevoir les copeaux résineux. Tandis qu'un ouvrier les lui sert, celui qui est au fond du four les reçoit et les y dispose en éventail, en les inclinant légèrement de la circonférence vers le centre. Celui-là est à une température de 120 à 130 degrés; aussi de cinq minutes en cinq minutes les deux ouvriers se suppléent dans ce pénible travail.

» Une fois le four à demi plein de copeaux, les malades y descendaient. C'étaient quelques pauvres paysans des environs qu'on y apportait en désespoir de cause. Une petite échelle servait à la descente comme à la montée. Ils étaient nus, enveloppés d'une épaisse couverture de laine, qui les abritait contre la terrible chaleur rayonnante des parois du four. La résine bouillonnait sous leurs pieds, mais l'odeur agréable des vapeurs térébenthinées qui se dégageaient des copeaux, les linges imbibés d'eau froide qu'ils appliquaient sur leurs lèvres, les sueurs extraordinaires qui s'échappaient leur permettaient de supporter la température de ce milieu pendant un quart-d'heure ou vingt minutes. Au sortir du four, leur peau était d'un rouge vif, les conjonctives injectées ; ils se jetaient sur des peaux de moutons ou des grabats de paille ; et, enroulés dans leurs couvertures roussies, ils y transpiraient pendant une heure. Le jour, ceux qui n'étaient pas trop écloppés allaient et venaient dans la montagne, buvaient du vin pur, mangeaient du salé, et mâchaient des grumeaux résineux. Le soir, ils s'abritaient tant bien que mal dans de pauvres cabanes construites en pierres sèches et recouvertes de planches de sapin. Quatre ou cinq bains suffisaient d'ordinaire à leur guérison, qui s'opérait souvent malgré l'altitude du mont Glandaz (2000 mètres au-dessus du niveau de la mer) et des transitions de température terribles. La diététique était peut-être un succédané de la médication.

» Il y a cent ans, dit-on, un fabricant de poix fut saisi tout à coup d'une violente atteinte de rhumatisme. Il descendit dans le four et en sortit guéri. Cela est peut-être légendaire.

» Ce qui est certain, dit M. le docteur Chevandier, c'est que depuis lors les paysans des environs, surtout ceux de la vallée de Chatillon qui est située au bas de la montagne, vinrent chaque année faire le traitement que j'ai raconté.

« Arrivé à Die en 1848 (poursuit l'auteur), je ne tardai
» pas à rencontrer, dans quelques-uns des villages où les
» malades m'appelaient, des individus qui avaient été guéris
» par les bains de poix. C'est ainsi qu'ils appelaient leur
» immersion dans les fours. Je fus surpris que nul n'eût
» songé à recueillir ce qu'ils en racontaient, et à savoir ce
» qu'il y avait de sérieux dans cette pratique grossière.
» Persuadé, à l'inverse de la plupart, que les pratiques vul-
» gaires ont souvent une réputation qui mérite plus notre
» attention que nos dédains, je fis une enquête sérieuse,
» et publiai les faits qu'elle produisit dans la *Revue medico-*
» *chirurgicale* de M. Malgaigne, en 1851.

» La même année, au fond de la cour d'un hôtel, je
» fis construire à Die, à ma portée, presque à ma porte, un
» four exactement semblable à celui dont on a lu la des-
» cription. Un des ouvriers de la montagne en fit le ser-
» vice. J'y guérissais des malades ; il y fabriquait de la
» poix. Nos fonctions étaient bien définies.

» Je me fis l'esclave de ce moyen brutal afin d'en devenir
» bientôt le maître.

» J'y descendais avec les malades qui voulaient bien m'y
» suivre. Plusieurs hésitèrent. Ce milieu n'avait rien d'en-
» gageant. L'intérieur du four était noir, peu éclairé, et
» dès qu'on se penchait au-dessus de sa marge on sentait
» des bouffées d'une chaleur brûlante.

» J'y ai supporté, sans trop de peine, à différentes re-
» prises, une température de 82 degrés. A la vérité, la
» colonne d'air extérieur qui se précipitait sur nous n'éle-
» vait guère le thermomètre au delà de 60 degrés, et c'était
» la chaleur fournie par les parois du four qui portait la
» colonne de mercure au niveau de l'eau bouillante. Ma
» couverture de laine m'abritait contre ce rayonnement, et
» les mouchoirs imbibés d'eau froide rafraîchissaient un
» peu l'air qui arrivait à nos poumons chargé de vapeurs
» résineuses très bien tolérées par la muqueuse des voies
» respiratoires, et agréables à l'odorat et au goût.

» Une fois sur les copeaux, il fallait vite s'accroupir pour
» ne pas laisser la tête au niveau de la marge du four et
» exposée aux courants ascendants d'air chaud qui s'échap-
» paient en léchant les parois. Si on tardait, la suffoca-
» tion était imminente.

» Une fois assis sur les copeaux ou sur le petit banc cir-
» culaire que j'avais fait établir au niveau du diamètre
» horizontal, on était surpris du bien-être qu'on y trou-
» vait. Deux ou trois minutes étaient à peine écoulées,
» qu'on était ruisselant de sueur, sans avoir éprouvé
» aucun des malaises provoqués par les sudations ordi-
» naires.

» D'abord, sous l'influence de la chaleur, on éprouvait à

» la peau une sorte de chatouillement, de fourmillement
» plutôt. C'était l'hypérémie qui se faisait dans l'enveloppe
» cutanée. Le pouls s'élevait, la circulation générale s'acti-
» vait sans congestionner les organes internes aux dépens
» desquels s'établissait l'hypérémie périphérique. Si l'on
» voulait prolonger le bain au-delà de sa durée moyenne,
» vingt minutes, des éblouissements, du bruit dans les
» oreilles, des palpitations de cœur et même des envies de
» vomir, avertissaient suffisamment que le cerveau était
» menacé. Alors seulement les malades avaient quelque
» peine à remonter les degrés de la petite échelle sur les-
» quels ils étaient descendus ; leur démarche était titu-
» bante, et ce n'était qu'en plaçant leur tête sur un oreiller
» très élevé, en faisant des applications réfrigérantes sur le
» front qu'on dissipait ces symptômes. Cela arrivait rare-
» ment, parce que je questionnais sans cesse les malades
» et que je les obligeais à sortir dès que le temps qui avait
» été assigné à la durée de leur bain était expiré.

» Emmaillotés dans leur couverture de laine, couchés
» sur une paillasse, ils demandaient sans cesse qu'on leur
» essuyât le front et qu'on leur donnât à boire. J'accor-
» dais de l'eau froide à la plupart. Tous acceptaient l'in-
» fusion de bois résineux que je leur faisais administrer.
» Plusieurs transpiraient au point que la sueur traversait
» le lit et coulait sur le plancher. Pour mon compte, la
» chose se passait toujours ainsi. — Quelques-uns pesés
» avant et après le bain avaient perdu 1 kilogramme. Ils
» s'empressaient de réparer cette perte en mangeant et en
» buvant beaucoup.

» Quelquefois il survenait des éruptions miliaires. Les
» urines se coloraient en rouge ; la miction était accom-
» pagnée de douleurs, et l'hypérémie génito-urinaire se
» révélait par une sécrétion abondante de liquide prosta-
» tique, par des érections nocturnes, des rêves lascifs, et
» une ardeur d'urine intense. L'odeur de violette caracté-
» ristique se montrait dans les urines dès le premier bain.
» Chez les femmes, les règles devançaient l'époque de leur
» apparition.

» L'appétit était ordinairement maintenu et même
» surexcité. Mais j'ai vu souvent les malades qui s'y aban-
» donnaient, surtout le soir, prendre des indigestions.

» Le système musculaire était toujours très dispos. Les
» douleurs, le plus souvent surexcitées pendant la pre-
» mière série des bains, disparaissaient à la seconde; et
» dans leur retraite elles suivaient, en sens inverse, l'ordre
» de leur apparition.

» Dans le cas de sciatique, le membre affecté était très
» lent à s'échauffer même dans le four, et la transpiration
» ne s'y établissait qu'à la longue.

» Le traitement se composait de deux séries de six
» bains, séparées par un jour de repos. J'accordais rare-
» ment une troisième série. Les sueurs reparaissaient tous
» les matins, pendant sept ou huit jours aux heures du
» bain, comme si la nature soumise obéissait, sans qu'elle
» y fût invitée, à un ordre donné.

» La fournée des malades faite, il suffisait de jeter dans
» le four une allumette enflammée : c'était aussitôt une
» fournaise. Danger terrible ! responsabilité effrayante ! »

» Après plusieurs essais, M. le docteur Chevandier est
arrivé à faire disposer une chambre fumigatoire et un appareil portatif chauffé à la lampe qui permet, au moyen de
l'exportation des copeaux résineux, d'administrer aux malades, tant sur place qu'à domicile, des fumigations et des
bains de vapeurs térébenthinées exempts de tous les incon-
vénients et de tous les dangers que l'on pouvait rencontrer
dans le *four à poix* et dans les premières imitations tentées
pour le remplacer.

» La description de ces appareils se trouve dans le mémoire de M. Chevandier.

» Toutes ses expériences ont été faites avec le copeau
résineux provenant d'une seule espèce de pin, le *pin
mugho*, qui fournit une vapeur aromatique sans âcreté,
sans incommodité aucune pour les voies respiratoires.
Aussi les bronchites chroniques, les catarrhes des diverses
muqueuses ressentent rapidement les bons effets des fumi-

gations et guérissent aussi bien par ce moyen que les douleurs rhumatismales, goutteuses et névralgiques. La
température du bain ne doit jamais descendre au-dessous
de 45 degrés; et, à la chaleur moyenne de 50 à 55 degrés, il
peut durer demi-heure.

» Nous ne suivrons pas l'auteur dans la discussion scientifique à laquelle il se livre en exposant les effets physiologiques et thérapeutiques des fumigations térébenthinées,
et en passant en revue les nombreux faits cliniques em-
pruntés à sa pratique et à celle de plusieurs médecins qui ont
adopté sa méthode avec enthousiasme; nous ne ferons aussi
que mentionner le résumé historique et critique placé en
tête de son mémoire : nous nous bornerons à dire que sous
tous ces points de vue le travail de M. le docteur Chevandier est aussi étendu, aussi complet et aussi judicieux qu'on
peut le désirer.

» Dans une dernière partie, l'auteur donne un choix
d'observations particulières qui démontrent les bons effets
de la médication qu'il préconise dans le rhumatisme, la
sciatique, la goutte, le catarrhe pulmonaire, la gastralgie et
autres affections catarrhales, lymphatiques, nerveuses...
Nous ne doutons pas non plus de l'efficacité du même
moyen contre les maladies chroniques de la peau et notamment contre les éruptions squameuses.

» En résumé, nous pensons que M. le docteur Chevandier, en dotant la thérapeutique d'un nouveau mode d'administration des vapeurs térébenthinées d'une espèce
particulière de pin (le *pin mugho* du mont Glandaz) a
rendu service à la pratique.

» Nous vous proposons donc, Messieurs, 1° d'adresser une
lettre de remercîments à l'auteur ; 2° de conserver son travail dans nos archives où l'on pourra puiser tous les rensei-
gnements et tous les éclaircissements nécessaires à l'administration des bains de vapeurs térébenthinées. (*Adopté.*) »

Comme M. Devergie demandait si on avait fait des expériences avec mon appareil, M. Gibert répondit que des
expériences avaient été faites.

Cet historique exact et rapide comporte quelques développements. L'empressement que mirent tous les médecins à accepter la médication que je leur présentai en 1851 sous le nom de *bains de vapeurs térébenthinées à haute température*, trouve sa raison :

1° Dans la résistance que le rhumatisme et les affections catarrhales opposent aux médications les plus rationnelles et trop souvent aussi aux eaux thermales les plus vantées ;

2° Dans l'authenticité des guérisons remarquables obtenues par l'empirisme à l'aide de ce moyen, continuées et étendues par la science depuis qu'elle en a été mise en possession.

La *Revue médico-chirurgicale* de M. Malgaigne publia, en 1851, mes deux premiers mémoires sur ce puissant moyen de guérir. Dans l'un de ces travaux sont relatées les cures qu'une enquête rigoureuse m'avait fait découvrir ; déjà on y trouve énumérées toutes les maladies qui sont désormais du domaine du bain de vapeurs térébenthinées. Dans l'autre figurent : 1° les expériences entreprises sur moi-même pour me rendre un compte exact des effets physiologiques déterminés par l'immersion du corps entier dans le four à poix ; 2° les observations qui viennent à l'appui de mes inductions thérapeutiques.

Le 15 mai de l'année suivante, la même revue publia mon troisième mémoire dont le premier alinéa se termine par ces mots : « L'étonnement est une station à laquelle » le médecin ne doit point s'arrêter. » C'est un engagement pris.

CHAMBRE FUMIGATOIRE.

Il y avait dans le four trois vices à éliminer : 1° L'uniformité de température imposée aux forts et aux faibles ; 2° une promiscuité dégoûtante, le bain en commun ; 3° un péril imminent, le feu. Il fallait sortir de là ; j'en sortis. J'imaginai donc, en 1851, un appareil qui distribuât la chaleur et les vapeurs résineuses à chacun selon ses besoins ; qui isolât tout malade de son voisin ; qui conjurât tout danger. Un fourneau ordinaire, un récipient pour le bois résineux et une rotonde autour de laquelle étaient placées neuf cellules, occupaient les trois étages de mon appareil. Une calotte de fonte transmettait la chaleur du fourneau au récipient, dans lequel le bois résineux était porté à l'aide d'un charriot roulant sur des rails. Un registre, placé à la partie supérieure du récipient, recueillait la vapeur résineuse, que distribuaient à chaque cellule des artères rayonnant du centre de la rotonde. Autour de celle-ci la cheminée du fourneau se développait en spirales et portait chaque cellule à un maximum de température voulu. Des bouches de chaleur ouvertes ou closes, un vasistas placé à la partie supérieure de la cellule, y apportant de la lumière et au besoin de l'air froid, donnaient au malade la faculté de modifier à son gré l'intensité calorique et résineuse de son bain.

L'empirisme avait disparu. Des expériences comparatives m'apprirent que nulle atteinte n'avait été portée au bain de vapeurs térébenthinées, dont j'étendis les bénéfices aux névralgies, à la goutte, aux affections rhumatismales splanchniques, aux catarrhes, aux gonorrhées anciennes et aux symptômes tertiaires de la syphilis. Une sorte d'émoi s'était fait autour de mes observations. L'éveil était donné. Les convertis de la veille devinrent les enthousiastes du lendemain.

M. Alex. Benoît, qui, pendant toute une saison, avait été le témoin le plus attentif de mes premiers essais, écrit alors, le 15 mai 1852, un article qui commence par ces mots : « *Les* » *bains de vapeurs térébenthinées à haute température,* » dit-il, employés depuis bien des années, sur quelques » montagnes élevées de la Drôme, par les malheureux atteints de rhumatisme, *viennent de produire dans notre* » *ville de si beaux résultats* que nous croyons utile d'appeler de nouveau l'attention des praticiens sur ce puissant moyen. »

M. Benoît commença comme j'avais commencé : il cons-

M. Benoî

truisit un four à poix. Les malades y descendaient par un couloir ; plus tard il eut recours à un appareil fumigatoire, et il se loue aujourd'hui des modifications que j'avais jugé si opportun de faire subir au four primitif.

En même temps, M. Rey, de Grenoble, annexa à son établissement hydrothérapique de Boqueron un appareil de bains de vapeurs térébenthinées.

Cette deuxième année fut donc signalée par un double progrès : l'invention de la cellule fumigatoire et l'annexion du bain de vapeurs térébenthinées à un établissement hydrothérapique, c'est-à-dire l'association de ces deux moyens pour une fin commune, la cure. Cette dernière idée est de M. Rey. Je l'ai toujours considérée comme d'autant plus heureuse qu'elle agrandit le domaine de l'hydrothérapie en étendant l'action thérapeutique du moyen que je m'efforce de vulgariser.

Toutefois, il est certain que les résultats cliniques obtenus par ce dernier, dirigé seul contre le rhumatisme, le catarrhe de la poitrine, la goutte et la sciatique, sont supérieurs à ceux fournis par l'action simultanée des deux méthodes. C'est surtout quand il s'agit de névralgies, de névroses, de paralysies, que les deux agents doivent être habilement combinés.

Les disciples de Priessnitz avaient compris d'emblée quels grands effets thérapeutiques ils pourraient obtenir à l'aide d'un agent si propre à congestionner la peau, à surexciter la circulation sanguine et nerveuse, à modifier la vitalité des tissus internes et des téguments, et à ramener à son rythme normal une grande fonction incomplète ou pervertie, la transpiration.

A Lyon, l'émotion produite par ce que les malades racontaient de nos bains de vapeurs térébenthinées fut telle, que les médecins nous les envoyèrent en foule. Ils devinrent ainsi les témoins de nos succès, et purent constater eux-mêmes que je n'avais rien exagéré en annonçant que le rhumathisme subaigu et chronique, les affections catarrhales invétérées, les hydartroses, les fausses ankiloses trouveraient une cure presque assurée dans l'emploi des bains de vapeurs térébenthinées à haute température. La résolution des engorgements strumeux et syphilitiques, la cure radicale et prompte des gonorrhées rebelles étaient encore leur fait.

Bonnet, dans ses leçons orales aussi bien que dans son livre sur les *maladies articulaires*, fut un des premiers à reconnaître et à proclamer l'importance thérapeutique de cette nouvelle médication ; et les considérations pathologiques, que j'avais émises à ce propos, trouvèrent un solide appui dans sa clinique et dans sa doctrine sur la médecine fonctionnelle. M. Bonnet, de Lyon.

En 1853, un observateur patient, un esprit médical du premier ordre, un médecin, dont les travaux sont habitués aux couronnes académiques, M. le docteur Macario, fit installer dans l'établissement hydrothérapique de Serin un appareil pour l'administration des bains de vapeurs térébenthinées. Là, pendant douze années, mon savant confrère a corroboré mes expériences et étendu le domaine de cette médication par les plus heureuses tentatives et les plus habiles combinaisons avec l'hydrothérapie. *C'est un remède héroïque*, telle est l'expression énergique dans laquelle M. Macario a enfermé son opinion sur le moyen qui vient d'être mis intégralement entre les mains de tous. M. Macario, de Serin.

« Amenez-moi donc la médecine qui guérit, disait un » jour J.-J. Rousseau. — Si je ne vous l'amène pas, dit le » docteur Munaret, en désignant le bain de vapeur téré- » benthinée, je vous la montre et vous la recommande. » J'ai lu, j'ai vu. » (*Gazette méd. de Lyon*). M. Munaret.

A chacun sa formule d'encouragement.

Cependant, on ne tarda pas à comprendre que la méthode nouvelle ne pouvait être parquée dans le lieu qui l'avait vue naître, ni enfermée dans les établissements spéciaux.

Le 2 mars 1852, M. Conche, directeur de l'établissement de santé de la Muette, rue Puits-d'Ainay à Lyon, me deman- Première idée du bain de vapeurs térébenthinée domestique.

dait : si l'on peut remplacer les fours à poix par un appareil calorigène, et les copeaux résineux par de la térébenthine, dont on imprégnerait du bois ou toute autre substance. Je répondis que tout appareil capable de développer une très grande chaleur pourrait servir à résoudre le problème du bain de vapeurs térébenthinées domestique ; mais que la térébenthine ne pourrait remplacer les copeaux. Leurs émanations résineuses, d'une douceur extrême, sont facilement tolérées ; tandis que les vapeurs térébenthinées pures, âcres et irritantes, les bronches et les yeux ne les pourraient supporter ; elles détermineraient inévitablement sur les tissus cutanés des érythèmes et dans le parenchyme pulmonaire des inflammations redoutables.

M. Phillpeaux.

Quelques expériences tentées à l'Hôtel-Dieu par mon savant ami, le docteur Philippeaux, justifièrent pleinement ces craintes. On fut obligé d'y renoncer à cause de l'odeur désagréable que ses vapeurs répandaient dans la salle. « M. Bonnet, m'écrivait-il, vous a cité à plusieurs reprises » dans sa clinique et nous a fait part de vos travaux ; il » vous engage bien à continuer vos recherches intéres- » santes. »

Ne point répondre à de tels encouragements, c'eût été faire preuve d'indifférence ou d'ineptie. Les recherches ne pouvaient porter que sur les appareils ou leur application, c'est dans ces deux sens que j'ai dirigé, depuis quinze ans, toutes mes études.

Mon premier Mémoire à l'Académie de Médecine. Mai 1852.

L'Académie de médecine en reçut le premier tribut en 1852 ; le dernier lui a été adressé, travail didactique et appareil portatif, en 1864 ; c'est sur eux que la Commission a donné son avis par le mémoire de M. Gibert.

M. le dr Gilbert, de la Côte-St-André Premiers essais du bain domestique.

M. le docteur Gilbert de la Côte-St-André, qui vint user, pour son propre compte et à la première heure, du four à poix, conçut le premier un appareil à l'aide duquel il put faire profiter ses malades des bénéfices de ma méthode, sans attendre l'ouverture de nos établissements et en réduisant considérablement leurs dépenses. Une lampe à alcool lui fournissait la chaleur. Il empruntait les vapeurs résineuses à une cornue dans laquelle il tenait de la poix noire en ébullition. J'ai eu à traiter cet hiver beaucoup de rhumatisants, m'écrivait-il le 8 avril 1852, et, après m'avoir donné la description de son appareil, il ajoutait : de cette manière j'ai obtenu « des *guérisons* que *j'appelerai extraordinaires.* » Or, en réalité, il n'a pu appliquer son appareil qu'à des rhumatisants. Les catarrheux n'eussent pu respirer longtemps ni impunément un air chargé de vapeurs fournies par la poix noire.

On le voit le copeau est nécessaire. Quelques-uns mieux inspirés ont songé à remplacer le pin du Glandaz par d'autres essences résineuses. Ils ont pu obtenir quelques succès ; mais qu'ils n'espèrent point réaliser par le pin sylvestre ou par le pin vulgaire, les prodiges accomplis par une espèce que nous étudierons bientôt. Tant que ces essais restèrent ignorés, les propriétaires de bains de vapeurs térébenthinées gardèrent le silence ; et je ne sache pas qu'aucun ait fait quelque bruit, ni crié à l'impossible ! à la contrefaçon, à la surprise ! lorsque du milieu de mon établissement j'écrivais en 1854 ; « Nos études ulté-» rieures doivent tendre à découvrir les moyens de trans-» porter dans la pratique ordinaire de la médecine, par » la découverte d'appareils fumigatoires convenables, la » médication thermo-résineuse. (*Revue médicale*, 15 juin). »

Quant à cette translation elle ne peut être déclarée impossible que par un esprit prévenu et un intérêt prompt à s'alarmer. Les deux se rencontrent chez M. Rey, de Bouqueron, que nous retrouverons à l'article *polémique.*

LE PIN MUGHO.

Disons maintenant quelques mots de l'espèce de pin qui nous fournit ses copeaux résineux. Prétendre que cette variété a échappé à l'attention des botanistes, c'est affirmer une chose grave et qu'il m'est impossible de ne pas relever alors

Eouvé est un nom patois.

que la Flore du Dauphiné a été faite avec tant de soin par Mutel, et avant lui par Villars. Il s'agit non d'une mousse ou d'un lichen, mais d'un arbre de haute futaie. Le nom patois d'Eouvé que lui conserve M. Benoît ne saurait lui convenir. Il faut absolument reconnaître dans l'Eouve, qui couvre les sommets élevés du mont Glandaz, non le *pinus sylvestris*, comme l'a cru M. Macario : celui-là habite les flancs de la montagne ; non *le pinus montana* de Dioscoride, mais bien celui dont Scopoli a fait une espèce à feuilles géminées, a cones pyramidaux, à écailles oblongues et obtuses, le pin Mugho, dont Mutel a signalé la présence dans ces régions élevées.

Il atteint au Glandaz une hauteur moyenne de 10 à 12 mètres. Il est presque l'égal de l'Epicea, qui habite au-dessous de lui. Les feuilles d'un vert foncé, drues, plus longues que celles des autres pins, croissent circulairement autour de la branche. Elles sortent deux à deux d'une gaîne grise duvetée, beaucoup plus longue que dans les autres espèces ; cette gaîne regorge de sucs résineux. Il y a dans le Mugho une sorte de pléthore résineuse qui en fait éclater aussi bien les bourgeons que les racines. Il perd sa feuille tous les sept ans, et c'est chaque année qu'il dissèmine sa graine, qui s'envole au loin, portée sur son aile membraneuse si délicate et si ténue.

Selon les auteurs du Linnée français on ne le trouve en France que dans le Haut Dauphiné.

Quand on arrive sur les sommets du Glandaz, les beaux arbres à feuillage noir, à forme pyramidale, qu'on aperçoit solitaires ou groupés en bouquet, et dont les troncs offrent de si longues blessures, ce sont nos pins. Bientôt la hache les aura blessés à mort ; et, cadavres dépourvus d'écorce et dépouillés de feuilles, ils se tiendront debout, bravant, pendant de longues années, les efforts de bien des tempêtes, grâce à la quantité énorme de résine qui les conserve et les soutient.

Similitude n'est point équivalence.

On sait tout ce qu'ont de commun toutes les térébenthines, et en quoi on est autorisé à conclure, jusqu'à un certain point, des propriétés de celle de Venise aux vertus de celle de Chio. Mais nul n'ignore de combien celle-ci est inférieure à celle-là. Qu'est-ce à dire ? sinon que les influences de l'espèce, du sol et du climat se traduisent par des propriétés thérapeutiques si différentes, que c'est par ces seules raisons que l'opium de Smyrne l'emporte sur celui d'Égypte ; que nous préférons à la *digitale jaune* la *digitale pourprée* ; que le *canabis sativa* possède dans l'Inde des propriétés qu'il ne conserve pas chez nous. Combien plus les vertus thérapeutiques ne doivent-elles pas varier dans les substances *isomériques*, dont la térébenthine est le type, et chez lesquelles les éléments chimiques restant exactement les mêmes, et conservant les mêmes coefficients, une modification de la forme suffit à faire naître ou à anéantir une propriété ! En deux mots, n'est-il point vrai qu'avec tous les vins de Provence on ne saurait faire une bouteille de Chambertin ?

Au dernier quartier de la lune d'août, les bûcherons *ouvrent* les arbres par une large entaille qui, intéressant l'écorce et l'aubier, enlève une lame d'un mètre de long. Au mois de mai de l'année suivante, quand cette plaie s'est recouverte d'une épaisse couche de sucs résineux, d'un coup de hache, dirigé de haut en bas, on détache le copeau qui est indispensable à la bonne confection des bains de vapeurs térébenthinées. Il est recherché à grands frais par la plupart des médecins directeurs d'établissements spéciaux.

Le Copeau.

LE BAIN DE VAPEURS TÉREBENTHINÉES DOMESTIQUE

Si le pin Mugho se trouvait à toutes les altitudes ou dans toutes les latitudes, il serait inutile que les malades vinssent demander à nos établissements une guérison qu'ils pourraient se procurer facilement chez eux. A la vérité ils seraient peut-être embarrassés pour l'appareil fumigatoire dans lequel ils auraient à dégager des copeaux les vapeurs résineuses. Qu'on leur fournisse donc un appa-

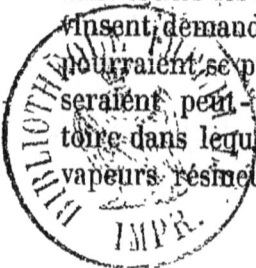

BIBLIOTH... IMPR.

reil convenable, d'un maniement et d'un envoi faciles ;
qu'on accompagne cet envoi d'une caisse de copeaux, et
du même coup le problème est résolu ; *le bain de vapeurs*
térébenthinées domestique est créé.

Dans tous les établissements bien organisés, au Martouret, à Bouquéron, à Serin, etc, on a suivi l'exemple que
j'avais donné au début. Nul n'entre plus dans le four ;
mais soit du four, soit d'un appareil approprié, dans lequel les copeaux sont fortement chauffés, la vapeur résineuse se dégage pour être conduite sous les malades
placés eux-mêmes ou dans des fauteuils rangés autour
d'une rotonde commune, ou dans des cellules isolées.

Ce que la compagnie de Vichy a réalisé par l'exportation
des sels retirés de ses eaux, je l'ai obtenu sans peine et sans
perte, puisque le bois arrive tel quel au malade, tandis que
les éléments chimiques seuls des eaux alcalines lui parvien-
nent. Les sels, rentrant en dissolution dans de l'eau chaude
ordinaire, donneront-ils au bain les propriétés dynami-
ques des eaux de Vichy ? Il est permis d'en douter. Le
même copeau confié à un appareil calorigène petit ou
grand fournira-t-il des vapeurs térébenthinées identiques
dans les deux cas ? Comment pourrait-il en être autrement?
Pour ce qui est de la quantité, on sera toujours libre d'exposer à la chaleur un nombre de copeaux plus grand que
celui que j'indique, si besoin est. Une haute température,
des vapeurs résineuses douces et abondantes : tout le bain
térébenthiné est là, et tout cela est dans l'appareil dont on
lira bientôt la description.

Mais avant d'aller plus loin, qui n'entrevoit les avantages
que les malades auront à en retirer? Le bain prescrit et
surveillé dans son action par le médecin pourra être employé en tout temps ; et cette médication, réservée jusqu'à
ce jour aux favorisés de la fortune, est mise enfin à la
portée de ceux que la pauvreté et la maladie ont visités en
commun.

INDICATIONS.

Il était facile de prévoir que la médication térébenthinée, en entrant dans la thérapeutique, y trouverait de nombreux motifs d'exercice. Elle constitue en effet toute une méthode qui lutte contre le mal, et par les propriétés spécifiques du remède et par son action stimulante et dépurative si bien soutenue par la haute température du bain. Heureuse combinaison fournie par le hasard, et qu'il faut absolument conserver si on ne veut s'exposer à tout perdre.

L'absorption de la térébenthine se fait promptement. Elle entre dans l'organisme et par les voies respiratoires, et par l'enveloppe cutanée, et semble infirmer cette loi posée par MM. Milne Edward, Collard de Martigny, et plus tard par M. Claude Bernard, que l'absortion et l'exhalation sont toujours en raison inverse d'activité.

Allumer une fièvre critique, provoquer la révolte de l'organisme contre un élément perturbateur de la santé, qui s'était fait tolérer en émoussant tout ce qu'il y avait d'aigu ; ouvrir largement les pores par où il était entré et l'y pousser pour le faire sortir, ce n'est là que l'action la plus brutale du bain de vapeurs térébenthinées. Une action tout aussi sûre est celle qui s'exerce sur le principe même de la maladie en le neutralisant par la spécificité. Spécificité, neutralisation, mystères dans lesquels portent quelques lueurs : 1° les aperceptions sur l'influence électrique commune aux résineux et aux sulfureux (électricité résineuse) du docteur Travail, d'Ambérieux; 2° les expériences du docteur Scoutteten sur l'action électrique des eaux minérales; 3° les études sur les effets physiologiques de l'ozone et de l'antozonide des résineux, des docteurs Thompson, de Londres, et de notre ami le docteur Ireland, d'Edimbourg.

Si, en outre de ces considérations, je rappelle pour combien, dans le maintien de l'harmonie, doivent entrer les fonctions de la peau, dont les physiologistes commencent à soupçonner la multiplicité, du même coup de nouvelles attributions surgissent autour du bain de vapeurs térébenthinées ; et ce moyen, arraché aux mains ignorantes et brutales de l'empirisme, devient un des agents les plus précieux de la médecine moderne.

Que n'a-t-on pas à attendre des sudations prodigieuses qu'il provoque, non point en affaiblissant, mais en fortifiant la peau et en lui assignant une fonction critique?

LES DIATHÈSES.

Le rhumatisme, la goutte, la syphilis.

Jamais la doctrine des diathèses n'a reçu des méthodes thérapeutiques un tel appui. Et, j'ose l'avancer, c'est en fortifiant ses études pathogénésiques par l'expérimentation journalière du bain de vapeurs térébenthinées appliqué à la cure du rhumatisme, que M. Macario a pu défendre naguère la diathèse rhumatismale devant la Société de médecine de Bruxelles, et voir son travail couronné.

Non, le rhumatisme, la goutte ne sont point des inflammations simples ; et le praticien les verra toujours volontiers sortir du cadre des phlegmasies, où quelques pathologistes ont voulu les enfermer, dût-il les ranger à côté des maladies provenant d'intoxications diverses, syphilitiques, dartreuses, saturnines, ses analogues

A l'instar des eaux thermales, le bain de vapeurs térébenthinées fouille dans la constitution et met en mouvement tous les principes morbides qui y résident. Aussi, la plupart des malades commencent à se plaindre de l'action des premiers bains. Le rhumatisme s'éveille ; la goutte s'émeut ; la syphilis larvée fournit quelques efflorescences cutanées ; tous sont appelés à la lutte, y viennent et y succombent.

Sciatique, névralgies.

Quant à la spécificité des vapeurs térébenthinées, c'est surtout à propos de la cure de la sciatique et des catharres chroniques de la poitrine et des voies génito-urinaires, qu'elle peut être invoquée.

Il est inutile de rappeler quelles heureuses applications

Dufour, Martinet et Récamier firent de l'essence de térébenthine à la curation des névralgies, en général, et, en particulier, de la sciatique. De nos jours, n'avons-nous pas vu MM. Graves, en Angleterre, et chez nous, Trousseau et Teissier en obtenir de bons résultats contre les céphalées rebelles? Notre clinique personnelle regorge de faits identiques, et notre confrère, M. Benoit, a publié, en 1853, quatre observations de migraines qui furent enlevées *sans retour*, après six et huit bains.

Migraine.

La diète respiratoire longtemps prolongée est évidemment la partie la plus essentielle d'un traitement anticatarrhal. Les esprits ont été ramenés à cette pratique, et surtout aux inhalations balsamiques ou résineuses, par les docteurs Amstrong, Bretonneau, Avisard, Sales-Girons, à qui l'on doit d'avoir remis en vogue le goudron, dont l'évêque Berkley avait tant vanté l'eau, et dont il conseille lui-même les fumigations.

En pareil cas, aux bains de vapeurs térébenthinées le malade ajoutera les inhalations diurnes et nocturnes, mettant ainsi à profit et les sudations qu'ils provoquent et l'heureuse influence directe qu'elles exercent sur les voies respiratoires. Nos confrères peuvent s'attendre aux résultats les plus remarquables et à des cures inespérées.

Nul n'ignore que cette dénomination est commune à des maladies différentes, et qu'elles sont rangées sous ce titre plutôt en désespoir de cause qu'en vertu d'un diagnostic rigoureux. Parmi les phtisies, il en est de curables; et il est certain que les inhalations résineuses peuvent servir à leur cure. La station d'Arcachon est surtout recommandée à cause des émanations résineuses que sa forêt de pins fournit aux poitrines malades. Dans la première édition de ce travail, j'ai rangé d'emblée la phtisie parmi les contre-indications *aux bains* de vapeurs térébenthinées, et j'y persiste, malgré quelques prétendus succès; faire transpirer les phtisiques est imprudent, les faire respirer est logique.

Phtisie pulmonaire.

Aussi je ramène cette affection dans le domaine de la médication que je vulgarise, à cause des inhalations qui lui sont réservées, et que le docteur Wood, de Philadelphie, recommande dans les termes suivants (*Traité de médecine pratique*, 1855, p. 100) : « De grands bénéfices peuvent » être obtenus dans les inflammations des bronches par » certaines inhalations ; et il est possible que les résultats » vantés de ces remèdes dans certains cas de phtisie soient » dus plutôt à leur influence sur la membrane muqueuse » malade que sur les tubercules eux-mêmes ou leurs cavi-» tés. Il n'est pas impossible que les cavernes complète-» ment débarrassées du pus tuberculeux et non entourées » de matières tuberculeuses, ne se cicatrisent sous l'in-» fluence des inhalations doucement stimulantes. Elles » devraient être employées seulement dans la deuxième » période de la maladie. Comme règle générale, la meil-» leure manière de faire respirer une substance volatile » consiste à en imprégner l'air habituellement respiré par » le malade. Quand les circonstances le confinent dans sa » chambre, il faut qu'il soit continuellement tenu sous » l'influence du remède; et, dans tous les cas, on peut » l'y soumettre au moins pendant la nuit. Cette impression » continue a infiniment plus de pouvoir qu'un remède » employé par intervalles et irrite moins les poumons. »

Le procédé indiqué par Valleix (*Guide du médecin praticien*, T. II, p. 608), est mauvais : « Il consiste à projeter des substances résineuses sur des charbons ardents ou sur une plaque de fer rouge et à aspirer la fumée qui se dégage. » L'âcreté de ces vapeurs les rend intolérables; elles déterminent toujours des quintes de toux.

Je me sens encouragé encore à tenter ces essais, par cette circonstance, dont il m'est impossible de connaître la valeur ni de méconnaître l'importance, que les papiers ozonométriques de Schönbein sont fortement impressionnés par les vapeurs qui se dégagent de nos copaux. De plus, ne faut-il tenir aucun compte des expériences de M. Théoph. Thompson qui a vu, sous l'influence de l'huile ozonisée, le pouls fébrile de phtisiques redescendre à l'état normal ?

Enfin, les expériences récentes de MM. Demarquay et Leconte, sur les inhalations d'oxygène et d'ozone, démontrent que la thérapeutique n'a qu'à gagner à s'engager dans cette voie.

Deux raisons m'ont fait retenir ces maladies sous l'action du bain de vapeurs térébenthinées ; la première vient de l'action élective que les résineux exercent sur les organes génito-urinaires ; la deuxième tient à la facilité extrême avec laquelle le rhumatisme s'implante sur ces organes pour y produire des désordres fonctionnels. La clinique a justifié cette induction.

Cattarrhes vésical, vaginal.

Enfin, j'ai espéré utiliser cette méthode contre les maladies invétérées de la peau. L'appui que donne M. Gibert à cet espoir autorise des essais que chaque médecin peut tenter.

Maladies cutanées.

« Nous ne doutons pas non plus de l'efficacité du même » moyen contre les maladies chroniques de la peau, et » notamment contre les éruptions squameuses, » a dit dans son rapport l'ancien médecin de l'hôpital St-Louis, reproduisant l'opinion qu'il avait déjà émise dans les notes dont il a honoré un de mes mémoires.

Quand on s'adresse à un organe dont le rôle fonctionnel est si important, à la peau, il n'est point étonnant qu'on ait beaucoup à en attendre. Il fallait donc, pour remplir le cadre nosologique des affections qui ressortissent de la médication résineuse, penser à celles énoncées ci-contre ; tout en nous préservant de l'engouement qui nous pousse trop souvent à appeler un médicament nouveau à toutes les cures, sans honte pour les rapports monstrueux que nous allons établir.

Engorgeme glandulaire strumeux, syphilitique collections séreuses, articulaires hydropisies albuminuri

CONTR'INDICATIONS.

Ici, je dois me borner à une simple énumération. Tout médecin comprendra d'emblée pourquoi les maladies suivantes doivent être tenues loin du bain de vapeurs térébenthinées : les palpitations et les maladies du cœur, les maladies de l'encéphale, de la moelle épinière, le rachitisme, l'ostéomalaxie, la chlorose, l'anémie, la diathèse hémorrhagique. La grossesse, l'allaitement, la première enfance et l'extrême vieillesse doivent aussi être inscrites ici.

DESCRIPTION DE MON APPAREIL.

Mon appareil portatif se compose de deux parties distinctes: A, la lampe ; B, la cage métallique.

A, la lampe, a reçu déjà de nombreuses modifications, que la puissance calorifique de l'alcool m'a imposées. Le corps de lampe, d'abord simple, dut bientôt être entouré d'une enveloppe protectrice; et les intervalles qui les séparent garnis d'une matière isolante. Les soudures firent place aux rivets ; enfin, il a fallu songer à faciliter les réparations et le renouvellement des mèches. J'ai adopté pour cela un mécanisme tout nouveau, et j'ai du employer du cuivre fondu et brasé pour arriver à une irréprochable solidité.

Elle est donc composée :

1° De deux boîtes concentriques séparées par une forte zône de matière isolante pour éviter l'échauffement de l'alcool ;

2° De deux mèches pleines cylindriques, de 19 millimètres de diamètre, qu'on peut abaisser ou élever à volonté ;

3° D'une aiguille qui monte ou descend le long d'une échelle graduée, suivant que les mèches s'élèvent ou se raccourcissent, et qui indique la température acquise au bout de 20 minutes ;

4° De la plaque sur laquelle l'échelle est gravée ;

5° D'une tubulure par où verser l'alcool, fermée d'un bouchon de liége couvert d'une capsule de cuivre;

6° D'une paire d'éteignoirs en cuivre doré repoussé. La tige qui servait à les abattre a été ramenée en avant, en sorte que le malade peut lui-même abaisser ou élever la température de son bain et éteindre ses feux.

J'ai supprimé le flotteur qui était un embarras. B, la cage métallique, est un cube creux en forte tôle découpée de 30 centimètres de côté. Elle est divisée en deux compartiments, au niveau de son tiers supérieur, par un plancher métallique. Le compartiment inférieur est destiné à recevoir la lampe. Il présente deux coulisses pour en recevoir les ailes et la fixer. L'autre, placé au-dessus, présente dans son fond une brique réfractaire percée de trous, destinée à retenir le surplus du calorique qui eut pu roussir les copeaux, et à laisser passer la seule chaleur nécessaire à la volatilisation des principes balsamiques. Quatre petits supports mobiles soutiennent le gril à gouttières destiné à recevoir les copeaux et à retenir la poix qui s'écoule. Les vapeurs s'échappent à travers un couvercle percé en écumoire.

MANIÈRE DE L'EMPLOYER.

Il faut garnir la lampe avant chaque bain avec de l'alcool ne marquant pas plus de 85 degrés, et essuyer ce qui a pu s'en répandre à la surface. Dès qu'en reconnaissant l'humidité des mèches on a pu constater l'ascension de l'alcool, on ferme hermétiquement la lampe, et on met l'aiguille sur le degré de température qu'on veut obtenir pendant le bain ; on dispose sur le gril deux ou trois copeaux, le côté résineux tourné en bas. Ces copeaux auront été retirés d'un plat d'eau froide où ils doivent séjourner pendant une demi-heure avant de servir au bain.

La lampe est introduite dans la cage et y est fixée par les ailes qu'on a soin d'engager dans les coulisses.

La cage elle-même est placée sous une chaise à claire-voie ou à siége plein, en bois ou en paille. Dans ce cas, il faut que nulle bribe ne s'en échappe. On place sur le siége un linge de toile qu'on fait pendre sur le devant pour protéger les jambes contre le rayonnement des flammes. On a eu soin de garnir d'un peu de drap mouillé le manche des éteignoirs et l'extrémité du levier qui entraîne les mèches, afin que le malade puisse y toucher.

Ces dispositions prises, les éteignoirs relevés, on allumera les mèches.

Pendant que le bois s'échauffe, on déshabille le malade; et dès que les vapeurs résineuses paraissent, on le fait asseoir nu sur le siége disposé pour le recevoir. On l'enveloppe de deux grandes couvertures de laine qu'on rattache sur ses épaules par deux fortes épingles et qu'on étale avec soin sur le plancher, pour empêcher l'entrée de l'air extérieur. Le malade met ses pieds sur une chaufferette ou un tabouret.

Pendant toute la durée du bain, il doit être assisté d'un aide. En plaçant sur sa tête une serviette légère, il retiendra facilement autour de sa bouche les vapeurs résineuses qui ne tarderont pas à s'échapper abondantes au niveau du cou, et qu'il doit s'appliquer à respirer.

Il peut, au début, élever les mèches de la lampe pour échauffer promptement son bain, quitte à les abaisser, s'il en sent le besoin. Quand il voudra éteindre ses feux, il devra d'abord abaisser les mèches le plus possible, en agissant sur le levier, et abattre ensuite les éteignoirs.

Il faut toujours prendre la précaution d'éteindre la lampe avant d'aider le malade à quitter sa chaise. Si besoin était, on saisirait l'anse de fil de cuivre qui est à la partie postérieure de l'appareil, et, en soulevant les couvertures, on le retirerait.

Le bain ne doit jamais durer plus de demi-heure. Quand il est terminé, on enveloppe le malade dans sa couverture de laine ; une fois au lit, on l'emmaillotte avec soin, on le couvre et on lui donne bientôt à boire un bol de décoction obtenue en faisant bouillir pendant un quart-d'heure un morceau de copeau dans deux verres d'eau environ. La sudation s'y continue pendant une heure; après quoi, on on essuie le malade en le frictionnant rudement avec des linges de laine ou le pan de sa couverture. S'il le peut, il se lèvera, promènera demi-heure et se disposera enfin à prendre son repas.

Le bain doit être pris le matin et à jeun. Il faut toujours, avant d'administrer le bain suivant, débarrasser les gouttières du gril de la poix qui les garnit. Elle est très cassante. Il suffit, pour cela, de frapper dessus avec la pointe d'un couteau.

Le traitement se compose de quatre séries de cinq bains consécutifs séparées par un jour de repos. *Le traitemen*

Deux séries suffisent presque toujours pour les enfants de 8 à 14 ans. De 14 à 18, les malades prendront trois séries, et les adultes iront jusqu'au vingtième bain.

Ces conseils doivent varier, on le comprend, suivant l'ancienneté, l'intensité et la nature de la maladie à guérir. Les affections catarrhales demandent un traitement complet

Les malades de 50 à 60 ans ne dépassent pas 15 bains. Les vieillards demandent autant de ménagement que les enfants.

La température du bain ne doit jamais tomber au-dessous de 45°. Il est inutile de la pousser au-delà de 60°.

Il est bon de le répéter, le traitement commence presque toujours par réveiller légèrement les douleurs; il leur donne la chasse en les faisant passer par tous les points qu'elles ont occupés jadis.

Il ne faut pas se décourager pour si peu; si l'on persiste, les douleurs ne tardent pas à disparaître et la guérison devient radicale. Les transpirations en font les frais. Elles sont quelquefois prodigieuses; aussi les malades voient-ils d'ordinaire augmenter la soif et l'appétit.

Avec une médication qui agit en excitant, on comprend qu'une tolérance presque complète pour le régime soit de mise. Cependant le vin, les épices, doivent être pris avec une certaine réserve, si on a à faire avec une affection récemment aiguë; et plus encore si on a à détruire une affection rhumatismale de l'estomac, des intestins ou de la vessie. *Régime.*

Le malade qui use du bain de vapeurs térébenthinées, doit, en quelque saison qu'il fasse son traitement, porter des vêtements chauds. *Vêtements.*

La dernière partie du printemps est la plus convenable
pour le traitement, qui peut être entrepris à toute époque
de l'année, si la maladie l'exige.

INHALATIONS.

Pour les préparer, il suffit de développer des vapeurs
résineuses, soit dans l'appartement où se tient le malade
pendant le jour, soit dans sa chambre à coucher. C'est au
médecin à en charger de plus en plus l'atmosphère, et à
prescrire ou à combiner les inhalations diurnes et nocturnes.

Il faut toujours ne placer le bois résineux sur le gril
qu'après l'avoir laissé tremper pendant demi-heure dans
une infusion froide, emolliente, narcotique ou antispasmo-
dique suivant les indications. Les mèches doivent être à
45°, et il faut les éteindre dès qu'on s'aperçoit que les vapeurs sont moins douces à respirer, ou tout au moins
remplacer les copeaux.

Je serais peu surpris qu'on eût à se louer de placer
dans une telle atmosphère les enfants atteints de coque-
luche.

POLÉMIQUE.

Pour le moment ce court chapitre est consacré presque en
entier à M. Rey, de Bouqueron. La cause qu'il défend est
manvaise en soi; il plaide pour son privilége; j'occupe
pour le droit commun. Il croit que mon appareil peut
nuire à la prospérité de son établissement. Il se
trompe. Je vulgarise et mon appareil propage une médication qu'il eut été cruel de réserver au petit nombre, alors
qu'il était si facile de le mettre à la portée de tous. Notre
confrère ne cesse de crier par dessus les toits « qu'il y a
folie à songer à transporter à domicile le bain à vapeur.

térébenthinée ; qu'il charge son appareil avec 30 kilo-grammes de copeaux ; que la supériorité des appareils de Bouqueron est établie par ce fait que seuls ils ont été l'ob-jet d'une récompense nationale à l'exposition universelle.

Cela s'appelle, selon l'expression vulgaire, battre sur la caisse et sur le tambour. Est-ce le bois qui ne peut se transporter ? Est-ce la chaleur nécessaire qui ne peut être produite que dans les grands appareils ? Que M. Rey s'ex-plique.

M. Rey met 30 kilogrammes dans son four, parce que celui-ci a à distribuer ses vapeurs à une dizaine de cellules à la fois, et à trois ou quatre fournées de malades qui se succèdent. Et encore faut-il que son appareil soit, ou im-puissant à faire dégager du copeau tout ce qu'il renferme de substances volatilisables, ou impropre à les distribuer. Cet argument de 30 kilogrammes, lourd, redoutable, voyez à quoi la plus simple réflexion le réduit. Quant à la *prétendue supériorité* des engins de M. Rey, elle serait dé-» montrée « par le fait que *seuls* ils ont été l'objet d'une » récompense nationale à l'exposition universelle (*sic*),» si d'autres avaient concouru avec eux. Il n'en est rien. Nous respectons beaucoup la médaille qui brille en tête de ses prospectus ; mais nous en montrons le revers.

En un mot, que l'appareil, l'horloge du château de Bouqueron, donne exactement l'heure à ses hôtes, s'en suit-il que notre engin, la montre, ne puisse la dire à chacun.

M. Alex. Benoît, avec tous les précédents historiques que l'on connaît et qu'il a contribué à établir, a un jour écrit, dans une annonce, que le bain de vapeur térébenthinée avait pris naissance au Martouret. Cette petite tentative d'usurpation ne pouvait réussir. Pour que cette assertion fût vraie, il faudrait tout simplement que notre confrère retranchât 15 mois de sa vie, ce qui est quelque chose, et aussi 15 mois de la nôtre, ce qui est pire... à notre avis.

Le bain de vapeur térébenthinée domestique est créé.

Qu'on en prenne son parti. Je m'étais engagé dès les premiers jours à pousser mes recherches jusque-là. J'ai tenu ma promesse. A Lyon, à Marseille, à Montpellier, les établissements de bains publics, munis de mon appareil, distribuent des bains de vapeurs térébenthinées par milliers, remplissant ainsi les prescriptions des médecins. Les hôpitaux et les couvents en font bénéficier leurs hôtes.

Après avoir fait avec mon appareil des expériences devant plusieurs sociétés savantes, j'en ai déféré l'examen à l'Académie de médecine et au Conseil de santé des armées; voici la lettre qui me fut adressée par ordre du Ministre de la guerre à la date du 14 décembre 1865 :

« M. le docteur, je vous préviens que sur la proposition du Conseil de santé des armées, *qui a reconnu les avantages de votre appareil pour l'administration des bains de vapeurs térébenthinées, ainsi que son mécanisme simple et ingénieux*, j'ai décidé que celui que vous avez fait parvenir à ce comité pour en faire l'expérience serait affecté à l'usage des militaires de l'hôtel impérial des Invalides où il rendra des services incontestables. »

Avec de telles appréciations il m'a paru inutile de relater les observations de guérisons merveilleuses produites par le bain de vapeurs térébenthinées domestique. Les observations écourtées sont insuffisantes ; les lettres, où les malades exhalent leur reconnaissance, ont peu de crédit; enfin un sentiment de dignité peut-être excessif empêche nos confrères de publier les cures dans tout ce qui ressemble à un prospectus.

Je m'en suis donc remis à la réputation du bain de vapeurs térébenthinées qui grandit chaque jour à mesure que son application s'étend et que ses bénéfices se multiplient.

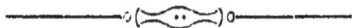

L'appareil muni d'une provision pour 20 bains de magnifiques copeaux de pin Mugho du mont Glandaz, près Die, est envoyé franco contre un mandat de poste de 32 francs. Ce mode de remboursement étant de beaucoup le moins onéreux, ceux-là seuls qui l'auront employé seront affranchis de payer le port et les frais de retour d'argent.

Des caisses supplémentaires de copeaux :

pour....... 20, 30, 40, 60 bains, sont vendues
en port dû   8, 12, 15, 20 francs.

Adresser les demandes *franco* au docteur Chevandier, à Die (Drôme).

DÉPOTS :

A Paris, chez M. LECHELLE, pharmacien, rue Lamartine, 35.

A Lyon, chez M. LARDON, rue Mercière, 64.

A Marseille, chez M. AUBIN, pharmacien, rue St-Féréol, 46.

A Nimes, chez M. MONTÉGUT, pharmacien, place du Temple.

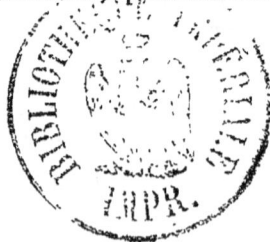

BIBLIOTHÈQUE IMPÉRIALE IMPR.

Valence imprimerie de Jules Céas et fils.

www.ingramcontent.com/pod-product-compliance
Lightning Source LLC
Chambersburg PA
CBHW070755220326
41520CB00053B/4447